LA
DIASTOLIE

OU

MÉTHODE POUR CONSERVER LES DENTS

SANS EMPLOYER LA LIME

PRÉCÉDÉE DE QUELQUES CONSEILS SUR LES SOINS DE LA BOUCHE

PAR

CHARLES—(MARMONT)

Chirurgien Dentiste.

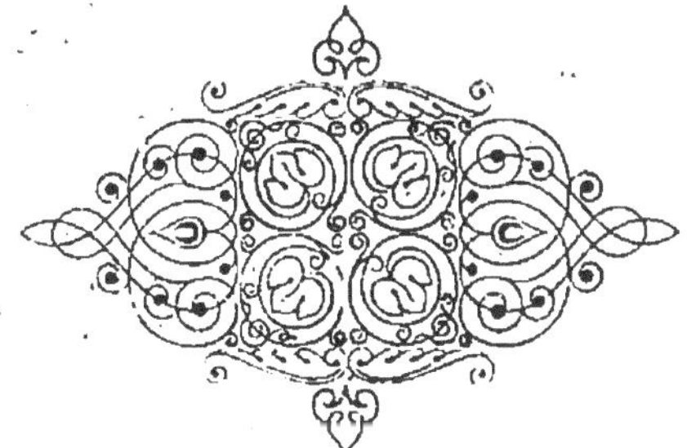

PARIS

CHEZ FORTIN-MASSON ET Cⁱᵉ, LIBRAIRES

PLACE DE L'ÉCOLE-DE-MÉDECINE, 1,

ET CHEZ L'AUTEUR, RUE COLBERT-VIVIENNE, 2.

—

1844

LA
DIASTOLIE.

PARIS. — TYP. LACRAMPE ET COMP., RUE DAMIETTE, 2.

LA
DIASTOLIE

OU

MÉTHODE POUR CONSERVER LES DENTS

SANS EMPLOYER LA LIME,

PRÉCÉDÉE DE QUELQUES CONSEILS SUR LES SOINS DE LA BOUCHE

par

CHARLES-(MARMONT)

Chirurgien dentiste.

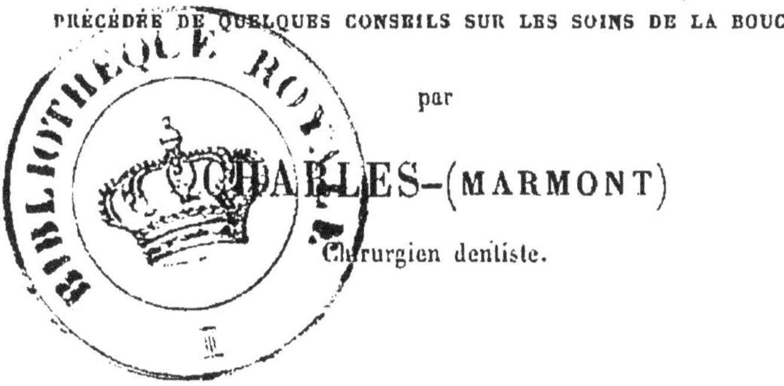

———

PARIS

CHEZ FORTIN-MASSON et Cie, LIBRAIRES,

PLACE DE L'ÉCOLE-DE-MÉDECINE, 1.

ET CHEZ L'AUTEUR, RUE COLBERT-VIVIENNE, 2.

1845

1844

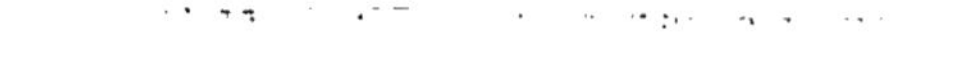

En publiant ces conseils, nous n'avons pas eu la prétention de faire de la science ; notre but a été surtout de persuader qu'en accordant à sa bouche des soins bien entendus, on peut éviter la plus grande partie des opérations si redoutées qui constituent la chirurgie dentaire. On comprendra donc facilement que dans un opuscule de si peu d'importance, et qui doit être à la portée de tout le monde, nous avons dû sacrifier autant que possible les mots techniques.

Depuis bien des années, nos observations sur la *Diastolie* auraient pu être publiées ; mais peu désireux de nous faire éditer, nous avions laissé à notre clientèle le soin d'en faire connaître les avantages. Cependant notre méthode, peu goûtée d'abord, étant passée dans la pratique, nous avons cru devoir en réclamer l'idée première à notre profit [1], et développer son application au milieu de quelques conseils généraux.

[1] Nos premiers essais de *Diastolie* datent de 1834.

PREMIÈRE DENTITION.

L'époque de la première dentition mérite toute la sollicitude, tous les soins de la mère de famille ; car elle doit exercer plus tard sur la constitution une influence qu'on ne saurait méconnaître.

Bien rarement le chirurgien dentiste est appelé pour surveiller ce premier travail de la nature, même lorsqu'il se présente des accidents. Il est plus ordinaire, plus rationnel peut-être, de consulter le médecin accoucheur, qui, par son expérience, par la connaissance intime de l'enfant qu'il surveille dès sa naissance, est plus apte qu'aucun à juger des médications. Quoi qu'il en soit, et pour ne rien omettre qui ait rapport à notre sujet, nous donnerons, mais très-succinctement, quelques instructions sur la première dentition.

De six mois à un an, les gencives deviennent plus épaisses, plus rouges, plus tendues, une sorte de bande flottante qui les couronnait s'affaisse peu à peu, et le demi-cercle formé par les os maxillaires présente des petites saillies plus ou moins prononcées. A mesure qu'un point blanchit et se perfore, on voit poindre un petit angle et le bord dentelé des incisives, puis les quatre tubercules des molaires, enfin les canines et les deuxièmes molaires.

L'époque de l'éruption des dents peut varier singulièrement; ainsi quelques enfants naîtront avec des dents, tandis que d'autres n'en auront pas avant deux ans.

Voici l'ordre le plus fréquent selon lequel s'opère la dentition, en observant que les dents inférieures apparaissent ordinairement les premières.

De 6 à 8 mois, les 4 incisives médianes.

De 9 à 12 — les 4 incisives latérales.

De 15 à 16 — les 4 premières molaires.

Vers 2 ans, les 4 canines.

Enfin, de 24 à 30 mois, les 4 secondes molaires.

Total VINGT dents qui TOUTES DOIVENT TOMBER pour être remplacées de 6 à 12 ans.

L'éruption des dents peut s'opérer d'une manière presque insensible, et pour ainsi dire inaperçue; d'autres fois, au contraire, elle est accompagnée d'accidents graves; l'enfant éprouve une démangeaison qui l'inquiète, lui fait porter les doigts à la bouche; il cherche à mordre tout ce qu'il tient, la salivation devient abondante, il ne peut dormir où s'éveille en criant; il est agité, tourmenté d'une soif ardente. Des vomissements, la diarrhée, des accidents cérébraux, viennent parfois compliquer la sortie des dents.

On combat les vomissements en présentant le sein moins souvent et moins longtemps, et en y suppléant par de l'eau sucrée, de l'eau d'orge très-faible et légèrement gommée.

Contre l'inflammation intestinale ou la diarrhée, on emploie les cataplasmes sur le ventre, les lavements émollients, amidonnés, les bains de gélatine ou d'eau de son.

Aux accidents cérébraux, enfin, on oppose des cataplasmes très-chauds, saupoudrés de farine de moutarde aux pieds et aux genoux, de légers purgatifs, si le canal intestinal est en bon état ; et enfin, des sangsues derrière les oreilles, en quantité proportionnée à l'âge et à la force de l'enfant.

Lorsque la dent soulève fortement la gencive et la fait blanchir, il ne faut pas hésiter à inciser la couche mince des parties molles ainsi distendues : cette opération bien simple suffit souvent pour faire disparaître promptement tous les accidents.

Nous plaçons les bains en tête des moyens propres à prévenir les orages de la première dentition. Les enfants que l'on habitue de bonne heure à leur usage, traversent généralement cette époque sans éprouver les accidents qui l'accompagnent fréquemment chez ceux qu'on ne soumet pas à cette salutaire précaution.

Avant de sevrer un enfant, il est fort important

de s'assurer que ses dents sont en nombre suffisant pour répondre à sa nouvelle alimentation. On ne doit en général sevrer qu'après la sortie des quatre premières molaires, et pour cela profiter de l'intervalle qui sépare la sortie des différents groupes, car il faut éviter de faire coïncider le sevrage avec l'éruption de quelque dent.

DEUXIÈME DENTITION.

Vers cinq ans et demi, apparaissent en arrière des dents de lait les quatre premières grosses molaires permanentes; et de six à sept, les *vingt* dents de lait commencent à tomber en suivant l'ordre dans lequel elles ont apparu; les canines se maintiennent les dernières.

Si le travail de la dentition se fait régulièrement, les dents de lait, au moment de leur chute, n'ont plus que leur couronne, parce que les dents permanentes sont précédées d'un bouton charnu, espèce d'appareil absorbant qui dissout en quelque sorte les racines des premières dents et prépare la voie à celles qui doivent les remplacer. Mais ce fait de la disparition de la racine des dents de lait ne s'observe que dans le cas ou les dents permanentes se présentent dans leur direction normale, c'est-à-dire de manière à chasser les dents de lait. Si au contraire les dents permanentes poussent obliquement en dedans ou en dehors des dents de lait, celles-ci conservent leur racine et peuvent même persister et durer jusqu'à l'âge de trente ans.

A l'époque de la seconde dentition, il importe beaucoup de surveiller la bouche des enfants, et de la faire visiter par le dentiste. C'est alors en effet qu'il peut disposer la place des dents permanentes, en enlevant les premières, si elles ne tombent pas assez vite, ou si leur chute ne laisse pas un emplacement nécessaire à celles qui arrivent ; les ramener si elles prennent une direction vicieuse ; veiller enfin à ce qu'elles soient régulièrement rangées sans être trop pressées les unes contre les autres.

C'est pendant la durée de la seconde dentition surtout, alors même que la conformation étroite du palais n'offre pas assez de place à des dents trop larges, qu'on peut les disposer régulièrement, modifier la courbure de l'arcade alvéolaire et lui donner un *évasement* suffisant pour éviter l'extraction de quelque dent latérale, opération à laquelle on a malheureusement trop souvent recours.

Quand la bouche est ainsi constituée, et que l'espace manque à la canine, qui arrive la dernière, pour se placer régulièrement, on supprime en général la première petite molaire, ou ce qui est plus difficile et surtout plus dangereux, quelques dentistes enlèvent la canine elle-même.

Avant de recourir à ce moyen extrème, il est prudent de bien examiner la première grosse molaire ; et si elle ne présente pas un aspect et une constitution capables de faire présager sa durée, c'est elle qui doit être sacrifiée. Ajoutons que sans cet examen l'on sera souvent privé de deux dents au lieu d'une, car les premières grosses molaires atteintes de carie à cet âge ne résistent pas longtemps.

Lorsque la première grosse molaire est enlevée, on repousse les petites molaires à la place qu'elle occupait, et la canine, abondonnant sa direction *forcée*, vient spontanément occuper sa place devenue libre [1].

N'écrivant que pour les gens du monde, nous ne croyons pas nécessaire de nous étendre sur les procédés d'orthodontie [2] qui, pour la plupart, sont ins-

---

[1] Cette opération, que nous avons pratiquée le premier, doit son principe à la *Diastolie*, procédé dont nous parlerons bientôt.

Pour porter une dent en arrière, l'on n'avait, jusqu'à cette époque, employé que des forces attractives inapplicables dans ce cas, parce que, la première molaire enlevée, il ne reste rien dans le fond de la bouche pour s'y attacher. Nos coins de bois, au contraire, force répulsive, agissent d'abord sur les deux petites molaires pour les écarter, puis sur les incisives pour chasser en arrière la dent qui a pris la place de la canine.

[2] L'orthodontie est l'art de redresser les dents.

pirés par la position des dents déviées, et doivent nécessairement varier selon leur genre de déviation et leurs rapports avec les dents voisines.

Il est évident que l'époque du renouvellement des dents est la plus favorable pour le plus grand nombre de cas d'orthodontie. Jusqu'à quinze ans les succès sont faciles ; mais passé cet âge les difficultés augmentent en raison de la dureté des os maxillaires. Nous pourrions toutefois constater plusieurs cas de transposition, de déplacement de dents à trente et même quarante ans ; mais nous les considérons, sinon comme exceptionnels, du moins comme beaucoup plus rares.

Les dents mal rangées sont d'un entretien difficile, elles s'ébranlent plus tôt et plus souvent que les dents rangées avec ordre ; elles se carient plus facilement, parce que leur position, plus ou moins déjetée, favorise le séjour de substances qui, en se décomposant, attaquent leur émail.

SOINS HYGIÉNIQUES DE LA BOUCHE.

Nous ne saurions assez recommander d'habituer de bonne heure les enfants aux soins de propreté de la bouche ; trop souvent les parents n'y veillent qu'avec négligence, et nous voudrions voir les chefs d'institution, donnant à cette partie de l'hygiène toute l'attention qu'elle mérite, y soumettre, dès l'âge de sept à huit ans, les enfants confiés à leur direction. L'habitude, une fois prise, se conservera toute la vie, et si quelque circonstance vient à l'interrompre, il en résultera un sentiment de gène et d'incommodité qui forcera bientôt à y revenir.

Outre le sentiment de bien-être que l'on éprouve lorsque les soins de propreté de la bouche ont été appliqués convenablement, sans parler de cette suavité que communiquent à l'haleine les diverses préparations aromatiques dont on fait usage, cette habitude a un résultat d'une bien autre importance, celui de conserver les dents.

L'usage de la *brosse à dents* est, sans contredit, le meilleur moyen pour entretenir ces organes dans l'état le plus parfait de propreté; mais encore faut-il lui donner une application convenable.

Il y a de l'inconvénient à se brosser les dents transversalement, ainsi qu'on le fait presque toujours. En portant la brosse de droite à gauche et de gauche à droite, sur les arcades dentaires, l'on irrite les pointes des gencives qui forment ce feston gracieux indispensable à la solidité des dents, et nécessaire à la pureté de l'haleine [1]. De plus, les crins de

---

[1] Lorsque les dents sont déchaussées, c'est-à-dire lorsque

la brosse ainsi portée horizontalement, n'agissant que sur la partie saillante des dents, où le limon s'amasse le moins, entassent dans les interstices tout ce qu'ils ont pu rencontrer.

Si, au contraire, après avoir bien juxtaposé les bords tranchants des dents, la brosse est promenée sur la surface des deux arcades dentaires, de haut en bas et de bas en haut, en lui imprimant un mouvement de demi-rotation, les crins pénètrent dans les interstices des dents, et en chassent tous les corps étrangers qui peuvent s'y être amassés. Cette manière de se brosser les dents devrait être universellement adoptée, et pourtant le plus grand nombre ne les brossent que transversalement sans se rendre compte de l'inefficacité du résultat. Que dire en effet d'une personne qui, pour enlever la poussière d'une rainure, passerait une brosse en travers, et non dans le sens de cette rainure ?

On doit donc tous les matins se servir d'une brosse douce enduite d'opiat, ou imprégnée de poudre, que l'on étend sur toutes les dents, en la dirigeant transversalement, seulement une ou deux fois ; puis en faisant exécuter à la brosse un mouvement de demi-

---

les pointes des gencives et une partie du bord libre ont disparu par une cause quelconque, les aliments, le limon, la salive, pénètrent et séjournent entre les dents au niveau de leur collet, s'y corrompent, et donnent inévitablement de l'odeur à la bouche et à l'haleine.

rotation, de haut en bas et de bas en haut, on la promènera sur toute l'étendue des arcades dentaires.

Pour que la brosse s'imprègne d'opiat, il faut qu'elle soit sèche ; mais avant de la porter à la bouche, on peut la tremper dans l'eau pour lui donner plus de souplesse.

Il est bon de n'employer que de l'eau à une température douce, soit en hiver, soit en été. Lorsque les dents sont déchaussées, il faut, avant d'appliquer la brosse, se servir d'un cure-dent de plume pour chasser et extraire les parties d'aliments qui ont pénétré entre elles, ou à la place occupée jadis par les pointes des gencives.

L'on peut, au lieu d'opiat, se servir d'une liqueur spiritueuse tonique dans laquelle on trempe la brosse pour opérer, comme nous l'avons conseillé plus haut; nous préférons les dentifrices à l'état liquide ou de pâte, aux poudres sèches. Pour le choix d'un dentifrice, souvenez-vous que toujours il est mauvais et dangereux s'il *blanchit* les dents; parce qu'alors il contient un *acide* quelconque. Choisissez le dentifrice qui *nettoie* et non celui qui *blanchit*. Évitez les poudres trop dures et mal porphyrisées, elles finissent par agacer les dents. Le charbon a l'inconvénient de pénétrer sous les gencives et d'y tracer avec le temps des cercles noirâtres d'un aspect désagréable.

Lorsqu'une dent prend une teinte foncée partielle ou générale, il ne faut pas essayer de la rendre blanche, on n'y réussirait pas; cette teinte vient de

l'intérieur, et la surface n'est telle que par sa trans-
parence; on doit alors prendre au plus tôt avis de
son dentiste.

Il faut aussi respecter les taches jaunes ou d'un blanc
mat qui sont à la surface, ainsi que celles qu'une
carie voisine aurait laissées sur le côté d'une dent.

C'est surtout pendant le temps de la gestation que
les femmes doivent s'astreindre à faire visiter leur
bouche; il est rare que pendant cette période de temps
la carie ne se montre pas sur quelque dent. Les vomissements, avec des particules acides, laissent dans
la bouche des liquides non moins actifs qui peuvent
attaquer l'émail. De temps en temps, et surtout
après chaque crise, il faut avoir recours à la brosse
et nettoyer la bouche avec de l'eau où l'on aura dé-
layé un peu de magnésie.

On doit se faire nettoyer les dents ou du moins
les faire visiter une fois par an, si elles sont saines;
et deux fois pour peu qu'elles soient atteintes de carie, ou d'une constitution douteuse. Pour les personnes qui ont de leur bouche un soin bien entendu,
les opérations se réduisent généralement à un net-
toyage annuel, et à l'obturation accidentelle de
quelque cavité surprise à son début, et qui par con-
séquent ne peut être douloureuse. Que de fois n'a-
t-on pas eu à se reprocher la perte de dents qu'on
aurait conservées si l'art avait pu intervenir à temps
et apporter le remède avant que le mal, par ses pro-
grès, ne fut devenu incurable!

2.

Tels sont les soins dont l'observation journalière devra concourir le plus puissamment à la conservation des dents ; par eux l'on pourra soustraire ces organes si précieux comme ornement de la bouche, si importants comme agents des fonctions digestives, à ces deux causes de destruction : le *tartre* et la *carie.*

DU TARTRE.

Le tartre sécrété par des glandes particulières qui existent sur le bord libre des gencives, est un produit liquide d'abord qui se solidifie peu à peu, et se dépose sur les dents aux parties où il y a le moins de frottement. S'il n'est enlevé par des soins de propreté convenables, il s'amoncelle autour de la couronne, étreint le collet des dents, filtre, pour ainsi dire, le long de la racine, en détachant la gencive qu'il refoule, irrite et finit même par détruire ; souvent il pénètre dans l'alvéole dont les parois disparaissent à leur tour, et la dent, qui n'est plus retenue, à son collet par l'adhérence de la gencive, à sa racine par le périoste et les parois alvéolaires, incapable de remplir ses fonctions parce qu'elle oscille déjà depuis longtemps, tombe en laissant à peine la trace de son articulation.

Que de bouches désorganisées par le tartre, malgré l'intégrité des dents ; que d'estomacs compromis par

des digestions difficiles dues à une trituration in-
complète, souvent même impossible des aliments,
par des dents ébranlées et chancelantes! Car il faut
bien le savoir, l'ébranlement des dents est plus souvent causé par l'accumulation du tartre ou le défaut
de soins, que par toutes les autres causes réunies.

C'est surtout lorsque le tartre est encore à l'état
de pâte qu'il faut l'enlever; la brosse suffit toujours
dans ce cas, et son application doit se répéter deux
fois par jour, le matin, avec l'opiat (ou la poudre),
afin d'enlever le limon formé pendant la nuit, et qui
s'est déposé sur les points les moins saillants; le
soir, avec une liqueur spiritueuse ou seulement de
l'eau. Si vous abandonnez pendant quelques jours ce
limon à lui-même, il prendra bientôt la consistance
du plâtre et la brosse deviendra impuissante. Alors,
par l'accumulation successive de nouvelles couches,
se développeront tous les accidents que nous avons
énumérés plus haut, si l'art du dentiste n'intervient
à temps.

Si, par suite de la sensibilité d'une dent, la mastication cesse d'être exercée soit par plusieurs dents,
soit par tout un côté de la bouche, le tartre s'amasse
promptement sur celles des dents qui n'éprouvent
plus de frottement; les gencives s'engorgent, se tu-
méfient et deviennent saignantes; il faut donc y porter la brosse plus souvent et avec plus de force, pour
remplacer le frottement inséparable de la mastication, stimuler les gencives et les empêcher de s'en-

gorger. Souvent l'on craint d'appliquer la brosse
lorsque les gencives saignent facilement ; que cette
circonstance n'arrête jamais ! C'est par l'action de la
brosse, en grande partie, que l'on parviendra à di-
minuer le gonflement des gencives, et à les ramener
à leur fermeté naturelle.

DE LA CARIE.

Sans reproduire la nomenclature et la description
des diverses caries : blanches, humides, charbon-
nées, etc., etc., nous nous bornerons à indiquer les
divers modes de production et de développement de
cette affection :

La carie peut succéder à l'action d'une cause exté-
rieure, qui donne lieu d'abord à une lésion de l'é-
mail, ou peut être produite par le contact immédiat
d'une dent affectée avec une dent saine.

Elle peut se former spontanément, sans qu'il y ait
eu action de corps extérieurs, ou contact avec une
dent cariée.

Parmi les causes externes qui agissent pour dé-
terminer la carie, la compression des dents les unes
par les autres, lorsqu'elles sont trop serrées, est une
des plus fréquentes; la carie n'attaque pour ainsi

dire jamais les dents qui sont espacées, et elle s'arrête le plus souvent, dans le cas de contagion, lorsque la dent affectée a disparu avant de l'avoir communiquée profondément.

Le liquide buccal, dont la composition varie sous l'influence de certaines maladies, peut produire une partie des caries latérales.

Toute cause qui favorise sur un point quelconque d'une dent le contact prolongé d'un liquide acidifiable, peut lui faire produire la carie.

Les gargarismes acides, les préparations dentifrices de même nature, exercent sur l'émail une véritable action chimique qui l'altère d'une manière plus ou moins grave, et cette altération ne tarde pas à amener la carie. Souvent à la suite du traitement des angines par le sulfate acide d'alumine, nous avons observé sur l'émail de notables atteintes ; aussi regardons-nous ce moyen comme dangereux pour les dents, s'il n'est appliqué avec des précautions toutes particulières.

Très-rarement une dent est cariée sans que la dent parallèle le soit aussi et au même point. Ce fait que les dents correspondantes de l'une et même des deux mâchoires se trouvent presque toujours attaquées par la carie en même temps ou à des intervalles très-courts, s'explique par la simultanéité de leur développement, qui les a fait participer aux mêmes impressions, les a formées des mêmes éléments, et leur a donné les mêmes vices de constitution. Aussi dès qu'un de ces organes se trouve intéressé, le praticien doit-il examiner et surveiller avec la plus scrupuleuse attention les parallèles et les correspondantes.

La carie survient donc souvent spontanément, sans cause appréciable immédiate et ne peut être rapportée qu'à une organisation imparfaite des dents sur lesquelles on l'observe. À quelle cause en effet attribuer une décomposition qui part de points où nul agent extérieur ne peut pénétrer, du milieu des parties qui avaient paru d'abord les plus nettes et les plus saines? C'est ainsi cependant que procède la carie dans un grand nombre de cas. Elle germe si l'on peut s'exprimer ainsi, entre l'émail et l'ivoire, et marche tantôt vers le centre, tantôt à la périphérie, et le plus souvent dans l'une et l'autre direction.

La dent peut être quelquefois minée intérieurement et la pulpe dentaire disparaître sans causer aucune douleur, lorsque l'émail, quoique altéré dans sa composition, ne s'est pas perforé, et n'a pas permis l'introduction des liquides externes dans la cavité de la carie. Dans ce cas la couronne ne résiste pas longtemps et se brise.

Mais lorsque l'émail est perforé le premier, et c'est le cas le plus fréquent attendu son peu d'épaisseur, si l'attention est éveillée à temps, il est facile de conserver la dent au moyen de la cautérisation et de l'obturation.

Dès qu'il s'est formé une cavité dans une dent, si

l'on n'a pas recours à l'obturation, les aliments y séjournent, s'y corrompent, portent une odeur désagréable et acquièrent promptement par leur décomposition des propriétés acides et délétères qui en ron-
gent et détruisent les parois en peu de temps; bientôt
la pulpe dentaire n'est plus recouverte que par une
couche d'ivoire trop mince pour la protéger, elle
s'irrite, et la dent qui n'était que sensible, il y a
quelques semaines, devient douloureuse et incapable
de supporter aucune pression. Dès lors le côté qu'elle
occupe ne servant plus à la mastication, le limon
s'y amasse, recouvre toutes les dents, qui n'en sont
plus débarrassées par le frottement; il s'acidifie par la
chaleur de la bouche, irrite les gencives, qui deviennent rouges, tuméfiées; l'inflammation de la pulpe
dentaire est accrue de toute celle de la gencive, et
les douleurs sont intolérables..

Ordinairement on a recours à tout ce qui tombe
sous la main pour échapper à ce supplice. L'eau-de-
vie, l'eau de Cologne, les essences de toutes espèces ;
l'encens, le poivre, le tabac, et tous les spécifiques
infaillibles des journaux, sont tour à tour essayés
et abandonnés. Presque toujours le mal a redoublé,
car on a précisément mis en usage tout ce qui pouvait l'exaspérer.

Quelquefois cependant une espèce de guérison résulte de la violence même du mal, l'intensité de
l'inflammation produit la désorganisation de la
pulpe dentaire, et il se forme à travers le canal den-

taire un suintement purulent qui persiste jusqu'à la chute de la racine (1).

Les moyens les plus propres à calmer ces douleurs, sont : les gargarismes émollients, l'application de la glace dans la bouche, si l'on peut la supporter ; les révulsifs, tels que les bains de pieds et les cataplasmes sinapisés. On peut avoir recours à la saignée du bras lorsque la face est fortement colorée et qu'à la douleur locale se joignent des douleurs de tête, des tintements d'oreilles. Les évacuations sanguines locales, à l'aide de sangsues, sur la gencive près de la dent malade, produisent encore d'excellents effets. Il ne faut jamais appliquer moins de trois sangsues, et quelquefois on sera obligé d'y revenir, si une première application n'a pas suffi pour calmer la douleur.

Pour faire prendre les sangsues, il faut les placer dans un petit tube fait avec une carte à jouer, roulée sur elle-même et liée aux deux extrémités, à l'aide d'un fil ; l'une de ces extrémités doit être fermée par un petit tampon de coton, après l'introduction des sangsues dans le tube, et l'autre taillée de manière à

---

¹ Si l'on plombe une dent en cet état, sans ménager à travers la substance obturatrice un moyen d'écoulement pour le liquide produit, il en résulte une fluxion ; le périoste alvéolaire éprouve le même sort que la pulpe, et l'extraction devient inévitable.

s'adapter très-exactement sur la gencive. Quand elles
sont prises, on coupe le fil, la carte se déroule et l'on
soutient, à l'aide d'une serviette, les sangsues qui,
délivrées de toute compression, tirent une plus
grande quantité de sang. Lorsqu'elles sont tombées
on facilite l'écoulement du sang en tenant fréquemment de l'eau tiède dans la bouche.

Ces moyens ne sont que palliatifs, leur emploi
peut seulement calmer l'inflammation ; après eux
viennent les teintures, les essences, les astringents,
les escharrotiques, etc., destinés à éteindre la sensibilité de la pulpe dentaire. Puis enfin l'obturation de
la cavité, si l'on ne veut voir se reproduire la série
d'accidents que nous venons de décrire.

TRAITEMENT DE LA CARIE.

Les chances pour guérir une dent affectée de carie
seront d'autant plus grandes que l'on aura recours
aux moyens propres à l'arrêter dans sa marche, à
une époque plus rapprochée de son début. Aussi
dès qu'une dent présente un point quelconque de sa
surface qui diffère du reste par sa couleur, faut-il
la faire explorer par le dentiste. Si l'émail sur ce
point conserve encore sa dureté naturelle, le danger
n'est pas imminent, et l'opérateur peut remettre,
suivant ses prévisions, à six mois, à un an, l'époque

où il devra opérer. Mais si l'émail est déjà décomposé, devenu friable, il sera entamé par la sonde ou le burin et tombera en poudre.

La carie d'une dent étant bien constatée, reste à choisir le mode de traitement qui devra être mis en usage. Les deux moyens employés sont : la destruction de la surface entachée de carie à l'aide de la lime, ou l'obturation. La cautérisation n'est que le complément de l'un et de l'autre moyen.

L'application de la lime comme moyen d'arrêter la carie est certainement l'opération la plus fréquente, et peut-être celle que beaucoup de dentistes préfèrent. Cependant il en résulte tant d'inconvénients, des succès si passagers, et des insuccès si nombreux, que nous y avons renoncé depuis longtemps.

Sans parler de la sensation pénible d'agacement que détermine l'action de la lime, examinons comment elle agit, comment elle porte remède au mal. D'abord, la lime déforme tout ce qu'elle atteint. Le côté d'une incisive, par exemple, présente-t-il un point carié, ce point est dépourvu de son émail, il est vrai ; mais toute la portion de ce côté, située au-dessus et au-dessous du point malade, est intacte, conserve son émail, son écorce protectrice. Pour que la carie soit enlevée complétement, il faut que toute cette portion saine subisse l'action destructive de la lime et soit sacrifiée avec la partie altérée. Ainsi, pour détruire une cavité dans laquelle n'entrerait pas la tête d'une épingle, la lime dévore le quart d'une dent. Puis, quand tout l'émail du côté malade a été ainsi détruit, l'ivoire, inhabitué au contact de l'air et de la salive, incessamment baigné, ramolli par les mucosités buccales, résistera-t-il longtemps, lui que son émail n'avait pu protéger? Trop souvent la carie se montre de nouveau, et il faut encore avoir recours à l'emploi de la lime.

Il n'est pas toujours possible de laisser près du collet un talon par lequel les dents puissent se toucher et se maintenir écartées ; alors le plus souvent elles se couchent, se rapprochent, et la carie continue inévitablement de marcher. Il n'y a de chances·de succès à la suite du limage que *dans un isolement parfait et constant de la surface limée.*

Aux incisives, la lime fait des brèches qui font siffler en parlant ; aux molaires, elle ouvre de larges intervalles où s'entassent les aliments pendant la mastication et la rendent plus difficile que ne le fait l'absence d'une dent.

Outre ces inconvénients qui résultent de l'action locale de la lime, il est encore quelques considérations tenant à la constitution des sujets, qui nous font rejeter cette opération dans le plus grand nombre des cas. Sur vingt bouches, il ne s'en rencontre pas plus de deux dont les dents puissent être limées avec succès ; c'est surtout chez les femmes que cette opération est le plus rarement applicable. Chez elles, en effet, domine le tempérament lymphatique, dont l'influence s'étend jusque sur le système dentaire. Gardez-vous de porter la lime sur ces dents d'un blanc bleuâtre, molles, faciles à agacer, que l'on observe si souvent chez les jeunes femmes qui habitent les grandes villes. Sur les dents de ce genre, la carie enlevée par la lime se montrera de nouveau, et toujours plus envahissante et plus destructive.

DIASTOLIE.

Il est des constitutions chez lesquelles la lime peut réussir et réussit. Chez celles-là, la carie s'arrête même quelquefois spontanément; mais quelle effrayante majorité n'en retire que peu ou pas d'avantage!

Au début de notre pratique, plein de confiance dans notre art, nous éprouvâmes une véritable déception en présence des cas trop nombreux de ce genre; aussi furent-ils le sujet de nos premières recherches. Tourmenté par les fréquents insuccès que nous présentait l'application de la lime, malgré tous les soins que nous apportions à cette opération, honteux de notre impuissance en voyant la carie ronger incessamment des dents, en dépit, ou plutôt de concert avec nos limes, il nous fallut trouver un moyen qui pût remplacer leur usage.

Quelques idées vagues d'abord se fondirent en ce raisonnement : toutes les fois que l'ouverture d'une cavité produite par la carie se trouve libre, jamais la pensée d'employer la lime ne se présente, et l'on plombe constamment ; si donc on pouvait toujours aborder et obturer toutes les cavités, l'on n'aurait jamais recours à la lime.

Le problème, une fois posé, n'était plus difficile à résoudre ; il avait pour lui l'orthodontie tout entière. Souvent aussi nous avions observé qu'on éprouvait plus de facilité à plomber des dents entre lesquelles, pour en détruire la douleur, on avait introduit du coton imbibé d'un calmant quelconque. Cette plus grande facilité pour l'obturation résultait de ce que le coton, introduit souvent avec force, avait peu à peu produit entre la dent malade et la dent voisine un écartement qui permettait aux instruments d'aborder et d'évoluer plus facilement dans la cavité de la carie ; dès lors, toute notre attention se porta sur ce fait capital, et depuis si fécond en résultats.

Pour éviter l'application de la lime, qui détruit, comme nous l'avons dit, non-seulement les points affectés, mais les parties saines elles-mêmes ; pour atteindre les points cariés, *sans endommager l'émail encore sain*, il nous suffit de changer momentanément les rapports de la dent malade, en produisant entre le côté affecté de carie et celui de la dent contiguë un écartement qui permette l'introduction des instruments.

5.

Nous avons donné à ce procédé le nom de DIAS-
TOLIE ou MÉTHODE DIASTOLIQUE [1]. La diastolie ne
produit qu'un peu d'engourdissement; la dent cariée
n'est pas écartée violemment de la dent qu'elle
touche, elle n'en est séparée que lentement, soit à
l'aide de tampons de coton, soit à l'aide de petites
lanières de caoutchouc, de coins de liége ou de bois,
suivant l'exigence des cas. Tous ces corps sont
élastiques et ne peuvent jamais léser les dents; on
augmente leur volume à mesure que l'écartement
s'opère, et peu de temps suffit ordinairement pour
qu'il soit assez large et puisse livrer passage aux
obturateurs. Quelques heures après l'obturation, la
dent a repris sa position, et le plus souvent il est impossible d'apercevoir sur une dent traitée à l'aide de
ce procédé aucune trace de l'opération, avantage
bien précieux surtout lorsqu'il s'agit des dents incisives.

L'obturation est le moyen le plus éminemment
conservateur, et certes de beaucoup le moins pénible
à supporter.

Pour obturer une dent cariée, il ne faut enlever
que les parties affectées; les instruments employés
pour détacher l'ivoire ramolli, pour nettoyer les parois des cavités, sont en général très-déliés, puisqu'ils
doivent évoluer dans des espaces extrêmement res-

Διαστελλω, desserrer, séparer.

serrés. Ceux que nous employons pour obturer les cavités, même les plus petites, rendues accessibles par la diastolie, sont les mêmes (pour la forme) que ceux qui nous ont servi à les nettoyer. Ce sont des espèces de ciseaux courbes de différentes grandeurs qui laissent, au milieu de la substance dont on se sert pour obturer, des vides successivement remplis par de nouvelles quantités de substance obturatrice. Par ce moyen, au lieu d'être superposée, la dernière parcelle introduite occupe le centre du noyau, agit à la manière d'un coin, et force les prémières portions à s'appliquer plus hermétiquement contre les parois de la cavité.

Cette manière de procéder ne s'applique qu'à l'introduction de l'or ou de l'étain dans les cavités à fortes parois. Pour les dents, au contraire, dont les côtés amincis par la carie redoutent la pression, on doit employer les pâtes ou ciments, en donnant la préférence à celui qui réunira densité, blancheur et adhérence.

EUROTOSCOPE.

La carie affectant dans la majorité des cas, et à peu près dans la proportion des huit dixièmes, les faces latérales des dents [1], qui sont les parties les

---

[1] C'est à cette disposition de la carie qu'on opposait la lime ; on peut ainsi juger combien était fréquent son emploi.

moins accessibles à la vue, il était nécessaire de chercher un moyen d'en découvrir les germes à l'époque la plus rapprochée de leur formation ; car, nous le répétons, les chances de succès sont d'autant plus grandes que l'on agit plus près du début de la carie.

Ayant déjà observé que par certains effets de lumière l'altération interne des dents devenait plus ou moins visible, nous avons cherché à reproduire à volonté ces mêmes effets, et nous sommes parvenus à trouver un miroir (métallique) dont la propriété est de déceler (longtemps avant tout autre moyen, fût-ce même la sonde) les premières atteintes de carie, quelle que soit leur position. Nous avons donné le nom d'Eurotoscope [1] à ce miroir, dont l'emploi journalier nous rend des services immenses.

Nous avons dit que la carie peut se développer sans cause appréciable, qu'elle peut affecter un point de la bouche qui échappe aux recherches les plus attentives, et que le plus souvent il est déjà trop tard pour en arrêter la marche quand elle se révèle par la douleur. Nous ne terminerons pas sans conseiller encore de se faire visiter les dents au moins une fois par an, quelque confiance que l'on ait en leur bonne qualité ; car il arrive tous les jours que

[1] Εὐρώς, ῶτος, moisissure, carie, putréfaction, σκοπέω, voir.

des dents, offrant toute sécurité par leur apparence, ne sont rien moins que saines, et portent en elles le germe d'une destruction prochaine.

A l'aide de l'*eurotoscope*, les dents n'atteindront la période douloureuse que par une négligence blâmable, et par la *diastolie* elles conserveront l'intégrité de leur forme.

EXTRACTION.

On a pu se convaincre, par nos observations, du soin que nous mettons à conserver toutes les parties de dents qui peuvent aider la parole et la mastication. Aussi, lorsqu'il y a douleur, n'est-ce qu'après avoir épuisé tous les moyens qu'autorise une pratique éclairée, qu'il est permis d'en venir à l'extraction, dont les suites sont bien plus fâcheuses que l'opération elle-même. Il est cependant des cas où il faut se résigner à l'enlèvement partiel ou entier de quelque dent, dont le séjour dans la bouche peut devenir dangereux et produire des désordres plus ou moins réparables.

Lorsqu'à la suite de l'inflammation du nerf dentaire survient une désorganisation du périoste alvéolaire, et des excavations purulentes qui menacent de s'étendre aux dents environnantes, toute racine doit disparaître comme corps étranger. Dire qu'il est des moyens d'éviter *toujours* l'extraction, est une assertion qui décèle le charlatanisme ou l'ignorance.

De l'absence des dents résulte tôt ou tard un certain affaiblissement de l'estomac, qui, en recevant des aliments mal broyés, se fatigue par un travail forcé et refuse bientôt de remplir ses fonctions. Alors viennent les digestions pénibles, un chyle mal préparé, une nutrition imparfaite, et par suite toutes les infirmités d'une vieillesse prématurée. Sans dents, point de mastication possible, pas de bonnes digestions, pas de santé.

DENTS ARTIFICIELLES.

L'art du dentiste ne consiste pas à extraire les dents, mais à les conserver s'il est intervenu à temps, et à les remplacer si elles n'existent plus. Lors donc qu'on a perdu quelque dent, à part toute coquetterie et tous soins bien entendus de sa personne, c'est une nécessité de recourir aux dents artificielles; sur le devant, pour conserver la netteté de la parole et de la prononciation ; sur les côtés, pour empêcher les dents de se coucher et faciliter la mastication.

Dans ce cas encore, il est important de s'adresser à un dentiste habile et consciencieux ; car des procédés qu'il emploie, des ressources de son expérience, dépendent le bien-être de la personne et la conservation des dents qui lui restent.

Des dents artificielles bien posées, loin de faire souffrir, ne doivent produire aucune gêne, attendu

qu'elles n'occupent que la place de leurs devan-
cières. Elles ne doivent pas être liées aux autres de
manière à les coucher, à les ébranler, et surtout à
les couper à la longue. Elles doivent s'enlever à volonté avec la facilité d'une bague, pour être net-
toyées chaque jour.

On accuse les dents artificielles de donner de l'o-
deur ; le reproche peut être fondé. Mais hâtons-nous
de dire qu'il ne peut s'appliquer qu'aux personnes
qui n'en ont pas soin ou ne peuvent les nettoyer.
Quelle est la bouche la plus intacte sur laquelle il n'y
ait lieu de faire cette remarque lorsqu'elle est par
trop négligée? En effet, l'odeur ne saurait provenir
des dents, mais bien du limon, des détritus d'aliments qui séjournent dans les interstices et s'y corrompent, ou bien encore de quelque sécrétion anor-
male échappée des racines.

Les dents artificielles, de *quelque substance qu'elles
soient composées*, exigent les mêmes soins que les
dents qui les supportent, si l'on veut conserver à la
bouche sa fraîcheur, aux dents leur solidité.

FIN.